Monika Shukla
Shalu Jain
C Munish Reddy

TERAPIA GÉNICA: APLICAÇÃO E ÂMBITO FUTURO EM ORTODONTIA

Monika Shukla
Shalu Jain
C Munish Reddy

TERAPIA GÉNICA: APLICAÇÃO E ÂMBITO FUTURO EM ORTODONTIA

ScienciaScripts

Imprint

Any brand names and product names mentioned in this book are subject to trademark, brand or patent protection and are trademarks or registered trademarks of their respective holders. The use of brand names, product names, common names, trade names, product descriptions etc. even without a particular marking in this work is in no way to be construed to mean that such names may be regarded as unrestricted in respect of trademark and brand protection legislation and could thus be used by anyone.

Cover image: www.ingimage.com

This book is a translation from the original published under ISBN 978-620-8-06529-4.

Publisher:
Sciencia Scripts
is a trademark of
Dodo Books Indian Ocean Ltd. and OmniScriptum S.R.L publishing group

120 High Road, East Finchley, London, N2 9ED, United Kingdom
Str. Armeneasca 28/1, office 1, Chisinau MD-2012, Republic of Moldova, Europe
Printed at: see last page
ISBN: 978-620-8-14382-4

ÍNDICE DE CONTEÚDOS

INTRODUÇÃO

Em vez de tentarem encontrar medicamentos para curar as doenças, os cientistas estão a tentar substituir os genes defeituosos pelos seus análogos corretos através da terapia genética para produzir proteínas funcionais. A ideia de terapia génica já tinha sido desenvolvida em 1966 por Edward Tatum[1], quando especulou que os vírus poderiam ser utilizados eficazmente para introduzir novos genes em células defeituosas de determinados órgãos e a definiu como "engenharia genética humana". Um ano mais tarde, Lederberg[2] mencionou o termo terapia "virogénica", ou seja, os vírus poderiam ser utilizados para transferir moléculas de ADN que codificassem uma entidade terapêutica para as células de doentes que sofressem de defeitos hereditários. Em 1969, Beckwith conseguiu isolar pela primeira vez um gene.[3] No entanto, debates crescentes sobre as implicações sociais e éticas acompanharam este domínio durante as décadas de 1960 e 1970. No final da década de 1960, falhou a primeira tentativa de terapia genética humana por Stanfield Rogers, que injectou o vírus do papiloma de Shope em doentes com deficiência de arginase.[4] Foram feitos grandes progressos na transferência de genes após o desenvolvimento da tecnologia do ADN recombinante, juntamente com as primeiras técnicas de transfecção e de cultura de células. Posteriormente, vários genes relacionados com doenças foram transferidos com sucesso para células de mamíferos, provando a viabilidade da técnica. Assim, o primeiro caso de terapia génica aprovado teve lugar nos NIH para o tratamento de um defeito genético que causava uma deficiência grave do sistema imunitário (ADA-SCID) em 1990.[5] Na última década, foram desenvolvidos e aprovados para aplicações terapêuticas vários produtos genéticos, como o Gendicine™ (SiBiono GeneTech, Shenzhen, China) e o CereproTM (Ark Therapeutics Ltd, Londres, Reino Unido), estando em curso muitas investigações para desenvolver mais produtos.[6]

A terapia génica envolve a introdução de genes exógenos em células somáticas que formam os órgãos do corpo para produzir um efeito terapêutico desejado. Trata-se de um processo em duas etapas; na primeira, o fragmento de ADN selecionado é clivado com endonucleases de restrição e a segunda etapa envolve a introdução da construção numa célula, permitindo a produção de uma linha de células geneticamente idênticas que contêm a sequência de ADN introduzida pelo vetor. Isto permite a produção em massa de células com uma composição genética especificamente concebida. Quando o gene é "ligado" na sua localização correta, as células com o novo desenho genético começam a formar as proteínas terapêuticas necessárias.[7]

A terapia génica pode ser classificada em duas fases distintas - terapia génica somática e de linha germinal. A terapia genética somática envolve a transferência de genes terapêuticos para as células somáticas de um doente. Assim, quaisquer modificações e efeitos não serão herdados pelos descendentes do doente. Em contrapartida, na terapia genética da linha germinal, as células germinativas, ou seja, os espermatozóides ou os óvulos, são modificados pela introdução de genes funcionais, que são normalmente integrados nos seus genomas. Por conseguinte, as alterações seriam hereditárias. Embora a terapia genética da linha germinal ofereça a possibilidade de tratamento de doenças hereditárias, devido a questões éticas, tem sido limitada a modelos animais, ao passo que a terapia genética somática é atualmente permitida8.

Para que a transferência de genes seja bem sucedida, o fator mais importante é a preparação do vetor ou veículo utilizado para transferir o material genético. Um vetor ideal deve ter uma elevada especificidade, baixa virulência e capacidade para descarregar completamente o gene humano normal nas células hospedeiras. Em primeiro lugar, deve ser isolado, purificado e clivado para permitir a inserção do fragmento de ADN, o que resultará numa quimera de ADN.[7] Os vectores podem ser vectores virais e vectores não virais. Os vectores virais (adenovírus e retrovírus) são mais eficazes na transferência do gene, mas comportam o risco de causar doenças, ao passo que os vectores não virais apresentam uma baixa imunogenicidade no hospedeiro com produção em grande escala. Recentemente, foram desenvolvidos muitos vectores em que as proteínas endógenas do envelope viral foram substituídas por proteínas do envelope de outros vírus ou por proteínas quiméricas, designadas por vírus pseudotipados.[10]

Dependendo do método de entrega do vetor, a transferência de genes pode ser conseguida através de duas técnicas - a transferência de genes in vivo, que envolve a injeção direta de vectores geneticamente modificados no doente, ou a transferência de genes ex vivo, que envolve a injeção do vetor geneticamente modificado em células de tecido em cultura, seguida do transplante dos tecidos alterados para o corpo.[6] Devido aos seus méritos actuais, a terapia genética emergiu como um grande avanço médico e vários investigadores concentraram-se na utilização dos avanços modernos da terapia genética para tratar doenças refractárias e potencialmente fatais, como a prevenção do VIH, a gestão de doenças hematológicas e metabólicas, o tratamento do cancro e as abordagens com células estaminais.[6]

Desde a introdução da terapia genética para aplicações dentárias, na década de 1990, estão a ser realizados ensaios clínicos progressivos em humanos e em modelos animais para várias aplicações, com resultados promissores, que incluem a reparação óssea e a regeneração das estruturas de suporte dos dentes, implantes, tratamento de distúrbios das glândulas salivares, tratamento do cancro da cabeça e pescoço, abolição da dor, crescimento de novos dentes, movimentação ortodôntica dos dentes e muito mais.[11] No entanto, no campo da ortodontia, a terapia genética não tem sido aplicada com muito sucesso, principalmente porque a tecnologia da terapia genética ainda está longe de ser perfeita e tem os seus próprios problemas substanciais. Em segundo lugar, as más oclusões ortodônticas são de origem multifatorial, compostas por vários fatores genéticos e ambientais e, para complicar ainda mais as coisas, existem variações genéticas em diferentes populações e nenhum gene em particular foi universalmente aceito como fator causal de qualquer má oclusão. Até à data, foram exploradas várias tentativas iniciais de aplicação de ferramentas de terapia genética na movimentação dentária ortodôntica e no crescimento condilar. No entanto, são ainda de natureza mais teórica, apesar de alguns estudos preliminares em animais terem mostrado resultados promissores. Num futuro próximo, uma melhor compreensão dos complexos problemas ortodônticos e dos avanços na terapia genética é essencial para se ter uma visão das perspectivas e dos avanços deste novo campo da ortodontia e prevê-se que a terapia genética possa oferecer uma gama mais ampla de opções de tratamento e também abrir uma porta para ensaios clínicos baseados em resultados experimentais bem sucedidos em animais.

DISCUSSÃO

Os genes, a unidade funcional da hereditariedade, codificam instruções para produzir proteínas que desempenham a maior parte das funções vitais. Quando os genes são alterados, as proteínas codificadas são incapazes de desempenhar as suas funções normais, resultando em doenças genéticas. Assim, a terapia genética consiste basicamente em substituir esses genes defeituosos pelos seus análogos corretos para produzir proteínas funcionais. O conceito de terapia génica é conhecido há muitas décadas. A partir de 1996, Tatum[1], num simpósio, definiu a engenharia genética humana como a alteração dos genes existentes num indivíduo e especulou também que os vírus poderiam ser utilizados eficazmente para introduzir novos genes em células defeituosas de determinados órgãos. Um ano mais tarde, Lederberg[2] mencionou o termo terapia "virogénica", ou seja, os vírus poderiam ser utilizados para transferir moléculas de ADN que poderiam codificar uma entidade terapêutica para as células de doentes que sofrem de defeitos hereditários. Para experiências que envolvem a transcrição in vitro de ADN em ARN, é necessário ADN purificado contendo uma única unidade de expressão genética, o que torna desejável o isolamento de genes individuais. Assim, em 1969, o primeiro isolamento de um gene foi efectuado com sucesso por Beckwith et al.[3]

Depois de muitos debates sobre as implicações sociais e éticas, no final da década de 1960, Stanfield Rogers[4] falhou ao realizar a primeira tentativa de terapia genética humana, injectando o vírus do papiloma de Shope em doentes com deficiência de arginase e partindo do princípio de que o vírus continha um gene da arginase e induziria a expressão da arginase ou levaria ao crescimento preferencial de células com maior atividade de arginase, mas os doentes tratados não mostraram qualquer efeito nos seus níveis de arginase após a injeção do vírus.Foram feitos grandes progressos na transferência de genes após o desenvolvimento da tecnologia do ADN recombinante, juntamente com as primeiras técnicas de transfecção e de cultura de células. Posteriormente, vários genes relacionados com doenças (por exemplo, o gene TK do herpes, APRT e HPRT humano) foram transferidos com êxito para células de mamíferos, provando a viabilidade da técnica. Posteriormente, o Dr. W. French Anderson[5] , em 14 de setembro de 1990, realizou a primeira terapia genética de sempre numa menina de 4 anos com deficiência de adenosina desaminase (ADA), que recebeu uma infusão de células T autólogas nas quais tinha sido inserido um gene ADA normal, o que ele designou como um avanço cultural. Com o início deste protocolo ADA, a sociedade está agora a começar a adaptar-se à nova realidade da engenharia genética. A terapia genética envolve a introdução de genes exógenos nas células-alvo que formam os órgãos do corpo para produzir um efeito terapêutico desejado. Trata-se de um processo em duas etapas: na primeira, o fragmento de ADN selecionado é clivado com endonucleases de restrição e, em seguida, é preparado o vetor ou veículo utilizado para transferir o material genético, que deve ser isolado, purificado e clivado para permitir a inserção do fragmento de ADN. Os fragmentos de ADN devem então ser unidos às extremidades clivadas do vetor, fechando efetivamente a molécula. Esta inserção bem sucedida de uma molécula de ADN exógena num vetor resulta numa quimera de ADN. Estas construções vectoriais são a base das técnicas de

ADN recombinante e a segunda etapa envolve a introdução da construção numa célula, permitindo a produção de uma linha de células geneticamente idênticas que contêm a sequência de ADN introduzida pelo vetor. Isto permite a produção em massa de células com uma composição genética especificamente concebida. Quando o gene é "ligado" na sua localização correta, as células com o novo desenho genético começam a formar as proteínas terapêuticas necessárias.[7]As técnicas de transferência de genes clonados para as células podem ser agrupadas em quatro categorias: (i) virais, tanto vírus de ARN (ou retrovírus) como vírus de ADN (por exemplo, SV40, adenovírus e papiloma bovino); (ii) químicas, como a captação de ADN mediada por fosfato de cálcio; (iii) de fusão, ou seja, a fusão de vesículas membranosas carregadas de ADN, como lipossomas, fantasmas de glóbulos vermelhos ou protoplastos, com as células; e (iv) físicas, ou seja, microinjecção ou electroporação.[9]

Existem quatro tipos de aplicação da engenharia genética para a inserção de genes em seres humanos. São eles: a terapia genética de células somáticas, que resulta na correção de um defeito genético nas células somáticas de um doente, que é tecnicamente a mais simples e eticamente a menos controversa. A terapia genética da linha germinal, que requer a inserção do gene no tecido reprodutivo do doente de modo a que a doença na sua descendência seja também corrigida, levanta questões éticas que estão atualmente a ser debatidas. A engenharia genética de melhoramento, que envolve a inserção de um gene para tentar "melhorar" uma caraterística conhecida, suscita preocupações éticas significativas e preocupantes. O quarto tipo, a engenharia genética eugénica, que se define como a tentativa de alterar ou "melhorar" caraterísticas humanas complexas, cada uma das quais codificada por um grande número de genes, é atualmente impossível e provavelmente continuará a sê-lo num futuro previsível.[8]

Para que a transferência de genes seja bem sucedida, o fator mais importante é a preparação do vetor ou veículo utilizado para transferir o material genético. Um vetor ideal deve ter alta especificidade, baixa virulência e capacidade de descarregar completamente o gene humano normal nas células hospedeiras. Em primeiro lugar, deve ser isolado, purificado e clivado para permitir a inserção do fragmento de ADN, o que resultará numa quimera de ADN.[7] Os vectores podem ser vectores virais e vectores não virais. Os vectores virais (adenovírus e retrovírus) são mais eficazes na transferência do gene, mas comportam o risco de causar doenças, ao passo que os vectores não virais apresentam uma baixa imunogenicidade no hospedeiro com produção em grande escala. Recentemente, foram desenvolvidos muitos vectores em que as proteínas endógenas do envelope viral foram substituídas por proteínas do envelope de outros vírus ou por proteínas quiméricas, designadas por vírus pseudotipados.[10]

Dependendo do método de entrega do vetor, a transferência de genes pode ser conseguida através de duas técnicas - a transferência de genes in vivo, que envolve a injeção direta de vectores geneticamente modificados no doente, ou a transferência de genes ex vivo, que envolve a injeção do vetor geneticamente modificado em células de tecidos em cultura, seguida do transplante dos tecidos alterados para o corpo.[6] (Fig. 1)

Nas duas últimas décadas, a investigação e os ensaios clínicos foram numerosos e permitiram compreender os vectores de transferência genética e melhorar os resultados clínicos.

Atualmente, a terapia genética surgiu como um grande avanço médico e vários investigadores têm-se concentrado na utilização dos avanços modernos da terapia genética para tratar doenças refractárias e potencialmente fatais, como a prevenção do VIH, a gestão de doenças hematológicas, doenças metabólicas, o tratamento do cancro e abordagens com células estaminais.[6]

Em 1995, Baum e um colega descreveram o impacto potencial da terapia genética na medicina dentária, com base em estudos iniciais de aplicações de transferência de genes para glândulas salivares, queratinócitos e células cancerígenas. A sua conclusão foi que a terapia genética teria um impacto significativo na natureza da prática dentária. Depois disso, nos anos seguintes, foram feitos progressos notáveis no campo da terapia génica, incluindo sete áreas relevantes para a prática dentária: reparação óssea, glândulas salivares, doenças auto-imunes, dor, vacinas de ADN, queratinócitos e cancro[11].

O campo da genética está a ganhar proeminência no campo da

ortodontia, devido aos conceitos que vão surgindo de dia para

dia. A maioria das variações orais, dentárias e craniofaciais no

crescimento e desenvolvimento, bem como as doenças e

perturbações, como as más oclusões, resultam de interações

complexas de factores genéticos, biológicos, comportamentais

e ambientais que influenciam a resposta ao tratamento dos

doentes ortodônticos. Na era atual, os investigadores em

ortodontia começaram a considerar a informação genómica

para melhorar o diagnóstico e o tratamento de distúrbios

dentários e deformidades do desenvolvimento em doentes

ortodônticos. Além disso, a ênfase é dada aos fatores

genéticos/genômicos subjacentes aos problemas clínicos que

são vistos com mais regularidade na prática ortodôntica, como

a má oclusão, a movimentação dentária e o apinhamento

dentário, em vez de anomalias craniofaciais menos comuns e

genomicamente menos complicadas. Em estudos avançados

de pesquisa genética que se concentraram na base genômica

do crescimento craniofacial e nas variantes genéticas das

anomalias dentofaciais[12] , ficou claramente demonstrado que

o prognatismo mandibular (classe III) e a fissura labiopalatina

são de origem primariamente genética. A má oclusão de classe

III envolve a expressão de certos genes que codificam factores de crescimento específicos (homólogo do ouriço indiano, hormona semelhante à hormona paratiroideia, fator de crescimento semelhante à insulina-1, fator de crescimento endotelial vascular).[13] Enquanto que a proteína trans-membranar-1 e o GAD1 são responsáveis pela ocorrência de fenda labial e fenda palatina. Da mesma forma, as variantes genéticas em REF, IRF6, PVRL1 e MSX1 estão envolvidas na formação de fendas labiais e palatinas associadas a síndromes.[14]Um papel genético do movimento dentário ortodôntico influenciando a remodelação é também uma possibilidade clara. Estudos revelaram que a transferência local de osteoprotegerina (OPG) inibe a recidiva da movimentação dentária ortodôntica. Genes como SOX-9, PTHrP e IHH, RANKL, MLCSF e as vias RANKL-OPG desempenham um papel significativo em evitar a anquilose do dente dentro e durante o movimento dentário ortodôntico (Fig. 2). Essas vias são suportadas por IL-1, αIL-6, IL-11, TNF-α, BMP2, BMP7, TGFβ e FGF15.Em associação com factores mecânicos derivados do tratamento ortodôntico, tem sido relatado que a variação genética inter-individual confere suscetibilidade ou resistência à reabsorção radicular apical externa (RRAE). Vários genes, tais como o cluster do gene IL-1, P2RX7, CASP1, OPG, RANK, osteopontina, TNFα, recetor de vitamina D, TNSALP e IRAK1, têm sido implicados como factores influentes no desenvolvimento da RRAE secundária ao tratamento ortodôntico[16].Os mecanismos dinâmicos de tratamento da terapia genética têm vindo a avançar a passos largos, tornando possível a prevenção de muitas anomalias dento-faciais pré-natais, congénitas e pós-natais induzidas geneticamente, incluindo a má oclusão dentária. As experiências de terapia genética no tratamento ortodôntico são ainda incipientes e limitadas a culturas celulares ou experiências em animais. Na ortodontia, a terapia genética começou a conquistar o seu nicho, principalmente para i) modular o movimento dentário ortodôntico, ii) aliviar a dor associada à mecanoterapia ortodôntica, iii) melhorar a reparação e regeneração óssea, iv) melhorar a hipoplasia do terço médio da face, prevenindo a craniossinostose sindrómica e v) modificar o crescimento condilar:

TERAPIA GENÉTICA PARA A MODULAÇÃO DO MOVIMENTO DENTÁRIO

O movimento dentário ortodôntico tem a sua base assente na remodelação do ligamento periodontal e do osso alveolar através da transmissão de cargas mecânicas a sinais biológicos por células do osso alveolar (AB), tais como osteoblastos, osteócitos e osteoclastos e PDL. A maturação e ativação osteoclástica requerem a interação com células da linhagem osteoblástica. Os mediadores moleculares dessas interações são o ativador do recetor do fator nuclear kappa B (RANK) ou o ligando do ativador do recetor do fator nuclear kappa-B (RANKL). Os precursores osteoclásticos são convertidos em células gigantes multinucleadas através da interação do RANK com o RANKL. A osteoprotegerina (OPG), um recetor solúvel produzido pelos osteoblastos, é um análogo competitivo do recetor RANK que se liga ao RANKL. Ao ligar-se ao RANKL, inibe a osteoclastogénese, obstruindo assim o processo de reabsorção óssea. A via de sinalização inflamatória ATP/P2XR7/IL-1β e as vias de modelação e remodelação óssea RANKL/RANK/OPG são as duas vias importantes que influenciam o movimento dentário ortodôntico e a reabsorção radicular apical externa[18].

O movimento dentário ortodôntico depende de todas estas vias genéticas. Assim, a terapia genética tem sido apontada como benéfica no tratamento ortodôntico, mas ainda está limitada a culturas celulares ou experiências com animais. A primeira tentativa de terapia genética no tratamento ortodôntico visava transferir o gene OPG para o tecido periodontal para reduzir a atividade dos osteoclastos e inibir o movimento dentário. A abordagem de transferência gênica utilizando um vetor de envelope do vírus hemaglutinante do Japão (HVJ) carregando o RNA mensageiro (mRNA) da OPG de camundongo foi realizada em ratos e observou-se que a transferência local do gene da OPG reduziu o número de osteoclastos e diminuiu a movimentação dentária em 50% no grupo experimental em comparação com o grupo controle[19]. Observou-se que a transferência local do gene RANKL induziu um aumento do número de osteoclastos e acelerou a movimentação dentária em cerca de 150% no grupo experimental, em comparação com o grupo de controlo[20] e que o efeito da transferência dos genes RANKL e OPG foi local e não provocou quaisquer efeitos sistémicos. A experiência de transferência do gene OPG foi realizada por outro grupo de investigadores, utilizando o mesmo sistema de embalagem e entrega do envelope viral para investigar a inibição da recidiva ortodôntica e da reabsorção radicular em ratos. Observaram que a recidiva foi significativamente inibida 2 vezes no grupo de terapia genética em comparação com o grupo de controlo. No entanto, a densidade mineral óssea e a fração de volume ósseo do osso alveolar e a reparação da reabsorção radicular foram significativamente aumentadas no grupo de terapia genética.[21]

Dunn et al[22] investigaram o efeito da terapia genética local com OPG utilizando células estaminais mesenquimais como transportadoras de plasmídeo contendo ARNm da OPG e afirmaram que as células contendo o pacote OPG cresceram no PDL dos animais e o número de osteoclastos, o nível de RANKL e a reabsorção óssea foram significativamente reduzidos após uma única injeção (Fig. 3). Outro grupo de investigadores também investigou o efeito da formulação de RANKL, que foi fabricada a partir de RANKL adsorvido em microesferas de poli embebidas em gel transportador aquoso de hidroxietilcelulose, na OTM e concluiu que a injeção local de RANKL leva a um aumento da atividade osteoclástica e facilita o movimento dentário, seguido de subsequente formação de osso alveolar, não tendo sido observadas diferenças significativas na reabsorção radicular entre os grupos[23,24].

Iglesias-Linares et al[25], utilizando um vetor de envelope do vírus hemaglutinante do Japão contendo RANKL mRNA de rato, compararam a corticotomia com a terapia genética em ratos durante 32 dias. Os resultados mostraram aumento do nível da proteína RANKL, 3 vezes no grupo de terapia gênica e 2 vezes no grupo de corticotomia após 10 dias. A distância do movimento dentário foi 2 vezes maior no grupo de terapia genética RANKL e 1,5 vezes no grupo de corticotomia; no entanto, a taxa de movimento dentário abrandou nos grupos de corticotomia e de controlo, mas manteve-se constante no grupo de terapia genética RANKL. Concluiu-se que a terapia genética era um tratamento alternativo à corticotomia para acelerar a movimentação dentária e que a eficácia do tratamento era superior à da corticotomia. Os microRNAs (miRNAs) são moléculas de RNA não codificantes, que funcionam como reguladores pós-transcricionais da expressão genética em processos biológicos, reprimindo e ajustando a produção de proteínas. Ao ligarem-se ao ARNm alvo complementar, os miRNAs desempenham um papel central na diferenciação, proliferação e sobrevivência das células, resultando assim na inibição ou degradação da tradução do ARNm. Na última década, os miRNAs endógenos têm sido utilizados como ferramentas poderosas para a entrega de genes específicos em abordagens de terapia génica. Uma vez que o miRNA21 é mecanossensível, desempenha um papel fundamental na PDL, nos osteoblastos e nos osteoclastos. Além disso, foi demonstrado um atraso no movimento dentário através da inibição da osteoclastogénese em ratos com défice de miRNA-21 em comparação com os ratos de controlo. Na PDL humana, a expressão do miRNA-29 foi relatada como sendo regulada para cima sob compressão, mas regulada para baixo sob orientação de força de estiramento. Esses resultados encorajadores sugerem que a terapia gênica pode ser utilizada para a movimentação ortodôntica dos dentes por meio do direcionamento de microRNAs específicos26.

A força compressiva durante o movimento dentário ortodôntico induz a angiogénese do ligamento periodontal. A angiogénese é o processo de desenvolvimento de novos vasos sanguíneos e o fator de crescimento endotelial vascular (VEGF) é o seu indutor. Como mediador primário da angiogénese, o VEGF exerce um papel fundamental na remodelação do ligamento periodontal e também na reabsorção e formação óssea.[27] Utilizando um modelo de movimento dentário em ratos, foi demonstrado que a expressão do VEGF pode desempenhar um papel importante na remodelação precoce dos tecidos periodontais durante o movimento dentário ortodôntico. Como o VEGF leva ao aumento do recrutamento de osteoclastos, ele é importante para a angiogénese e, particularmente, para a movimentação dentária. Portanto, a administração local do fator de crescimento endotelial vascular humano recombinante, que tem sido considerado benéfico para aumentar a quantidade de movimentação dentária, é outra modalidade potencial de terapia gênica em Ortodontia[28].

Um sistema de edição do genoma recentemente introduzido, conhecido como sequência de repetições palindrómicas curtas regularmente espaçadas em cluster e mecanismo genético associado ao CRISPR (Cas) (CRISPR/Cas9), atraiu grande atenção na investigação do genoma e na aplicação clínica. As proteínas Cas actuam como um sistema de localização de ADN que pode ser programado pelos cientistas para encontrar qualquer pedaço de ADN para o qual decidam enviá-lo. Uma vez localizado, as proteínas Cas, utilizando a enzima Cas9, que actua como um par de tesouras de ADN, cortam, ligam/desligam ou substituem um determinado gene por algo totalmente diferente. Até agora, a tecnologia CRISPR/Cas9 tem sido implementada na investigação de tecidos mineralizados e é provável que sejam necessárias décadas para desenvolver e implementar a CRISPR/Cas9 para edição de genes/genoma no tratamento ortodôntico[29].

TERAPIA GENÉTICA PARA ALIVIAR A DOR ORTODÔNTICA

A terapia génica provou ser útil para direcionar as vias biológicas específicas dos tecidos associadas à dor para obter um efeito analgésico, eliminando assim a necessidade de doses repetidas, mas ainda está limitada a modelos animais. A terapia genética para o alívio da dor oncológica foi aplicada num ensaio clínico em seres humanos e o gene do recetor transiente potencial vanilóide 1 (TRPV1) foi amplamente reconhecido como um componente-chave da dor inflamatória e neuropática no sistema sensorial.[30]

O papel do TRPV1 na modulação da dor associada ao movimento dos dentes foi examinado através da injeção de um antagonista do TRPV1 nos gânglios trigeminais de ratos. Os resultados mostraram que os níveis de expressão da proteína TRPV1 e do ARNm eram acentuadamente elevados após a dor provocada pelo movimento dos dentes. O antagonista TRPV1 reduziu significativamente a dor do movimento dentário. Portanto, a terapia genética baseada no TRPV1 tem sido sugerida como uma potencial estratégia de tratamento candidata para o alívio da dor ortodôntica.[31]

O silenciamento de genes também pode ser feito para aliviar a dor ortodôntica, como afirmam Leung et al[32] que a interferência de RNA (RNAi) e os pequenos RNAs interferentes (siRNAs) são uma ferramenta poderosa para silenciar a expressão ou tradução de genes, neutralizando as moléculas de mRNA alvo em células de mamíferos. No entanto, os siRNAs são altamente específicos, com apenas um mRNA alvo, e eficientes na interferência. Por isso, tornaram-se mais populares na aplicação da interferência direcionada da expressão genética e das funções genéticas relacionadas que estão envolvidas na regulação da dor.[33]

TERAPIA GENÉTICA PARA MELHORAR A REPARAÇÃO E REGENERAÇÃO ÓSSEA

Ao contrário de outros tecidos duros dentários (como a dentina do esmalte), os ossos podem ser remodelados e têm um bom potencial de regeneração e reparação. São necessários pelo menos quatro elementos imperativos para uma regeneração óssea bem sucedida, nomeadamente a osteoindução, a diferenciação dos osteoblastos que conduz à produção da matriz osteoide, a osteocondução e a estimulação mecânica. A terapia génica melhora as três primeiras condições.[34] As proteínas morfogenéticas ósseas (BMP-2, 4 e 7) são as únicas moléculas sinalizadoras que podem induzir isoladamente a formação óssea de novo em locais ortotópicos e heterotópicos (Fig. 4).[35] O potencial osteoindutor das BMPs torna-as clinicamente valiosas como alternativas aos enxertos ósseos. Para conseguir a cicatrização de defeitos ósseos mandibulares, um estudo in vivo demonstrou a possibilidade de entregar os genes BMP-2 diretamente aos tecidos através de um vetor adenoviral (Fig. 5).[36] Além disso, noutra investigação in vivo, vários tipos de células diferentes - tais como fibroblastos não osteogénicos (da gengiva humana e da polpa dentária) e mioblastos, bem como osteoblastos - podem expressar o gene BMP-7 após serem infectados com um vetor adenoviral. Estas células são então capazes de se diferenciar em células formadoras de osso quando colocadas num defeito ósseo in vivo.[37]

Uma vez que as BMP melhoram a reparação e a regeneração óssea, apresentam-se como uma estratégia atractiva para a produção sustentada de proteínas osteoindutoras em locais de cicatrização óssea, como na osteogénese de distração (DO). A DO consiste basicamente numa separação controlada e rítmica dos bordos ósseos osteotomizados, resultando na geração de osso novo, que é utilizado para o tratamento da hipoplasia mandibular, bem como para muitas outras deficiências craniofaciais, incluindo a síndrome de Nager, a síndrome de Pierre-Robin, a anquilose da articulação temporomandibular, a ablação pós-oncológica, o atraso de crescimento pós-traumático e a hipoplasia da face média e zigomática. Apesar do sucesso, as DO também apresentam uma série de problemas, como um longo período de consolidação e uma taxa de insucesso baixa, mas real. Assim, as BMP podem ser utilizadas para acelerar o tratamento e aumentar a taxa de sucesso. Assim, foram realizadas muitas pesquisas para avaliar o efeito da administração local de BMPs na DO mandibular e observou-se que a administração local, mediada por adenovírus, de BMP-2, proteína morfogenética óssea humana recombinante 2 (rhBMP-2)[38] e BMP-7, proteína morfogenética óssea humana recombinante 7 (rhBMP-7)[39] acelera a formação de calo durante a osteogénese de distração mandibular e compensa eficazmente o efeito prejudicial da taxa de distração rápida na formação de novo osso. Concluiu-se que a terapia genética local pode, em última análise, ser uma abordagem alternativa ou suplementar ao aumento da DO, especialmente para pacientes cujos potenciais osteogénicos estão comprometidos por doenças como a osteoporose, traumatismos graves e irradiação pós-oncológica.

TERAPIA GENÉTICA PARA PREVENIR A HIPOPLASIA DA FACE MÉDIA ATRAVÉS DA PREVENÇÃO DA CRANIOSSINOSTOSE SINDRÓMICA

A craniossinostose, a fusão prematura de uma ou mais suturas cranianas, é uma malformação comum do crânio que pode resultar em deformidade facial. A craniossinostose sindrómica está presente em 15% dos doentes com craniossinostose, como os síndromes de Apert, Crouzon e Pfeiffer, que apresentam frequentemente hipoplasia da face média, aumento da altura da mandíbula e diminuição do comprimento da mandíbula, em associação com rotação anterior da mandíbula e uma má oclusão de classe III. Estas dismorfologias apresentam-se cedo na infância e tornam-se mais pronunciadas com a idade. As vias biomoleculares específicas associadas à craniossinostose são potenciais alvos para tratamentos de base molecular. A sinalização da proteína morfogenética óssea (BMP) é uma das principais vias que actuam a jusante de muitos dos principais genes associados à craniossinostose sindrómica, incluindo o FGFR2 (nas síndromes de Apert, Crouzon e Pfeiffer), o FGFR3 (na síndrome de Muenke), o TWIST (na síndrome de Saethre-Chotzen) e o MSX2 (na craniossinostose de tipo Boston).[40] Os proteoglicanos de sulfato de heparina (por exemplo, glicanos) e o polipéptido noggin são os principais reguladores extracelulares das BMP. Especificamente, o glypican 1 (GPC1) e o glypican 3 (GPC3) são inibidores de BMP2, BMP4 e BMP7. Tanto a GPC1 como a GPC3 estão desreguladas na craniossinostose, o que se pensa ser responsável pelo crescimento excessivo da sutura e pela fusão prematura caraterística da doença. Assim, foi efectuado um estudo para caraterizar as alterações nos comprimentos e alturas mandibulares em ratinhos GPC1-knockout, GPC3- knockout e duplo GPC1/GPC3-knockout, utilizando microtomografia computorizada, e observou-se que as alterações na expressão de GPC3 são provavelmente mediadoras das alterações no tamanho mandibular na craniossinostose.[41] Shen et al realizaram uma investigação para ver o efeito da rhNoggin na fusão prematura de suturas e concluiu-se que previne a craniossinostose.[42]

A Peptidyl-prolyl cis-trans isomerase NIMA-interacting 1 tem um papel crucial na regulação do desenvolvimento ósseo, controlando a atividade transcricional do RUNX2, um fator de transcrição chave, e especialmente a ativação e estabilidade do RUNX2 mediada pela sinalização FGF/FGFR ao nível pós-traducional, nos mesmos resultados, foi também demonstrada a prevenção da fusão precoce da sutura coronal pela inibição do PIN1.[43] Noutra investigação para avaliar a atenuação genética do PIN1 para prevenir a hipoplasia da face média de um modelo de rato da síndrome de Apert, concluiu-se que os inibidores do PIN1 representam alternativas viáveis à intervenção cirúrgica para o tratamento da craniossinostose e, consequentemente, para a prevenção da hipoplasia da face média.[44]

TERAPIA GENÉTICA PARA MODULAÇÃO DO CRESCIMENTO CONDILAR

Os avanços científicos ajudaram a compreender os factores moleculares que regulam o crescimento condilar. Começando com um estudo em que um adenovírus recombinante contendo o gene da b-galactosidase (Ax1CALacZ) foi injetado nas cavidades articulares superiores de ambas as articulações temporomandibulares de cobaias Hartley e se observou uma clara expressão de LacZ nas superfícies articulares do tubérculo temporal, disco articular e sinóvia das articulações temporomandibulares, mesmo 4 semanas após a injeção no grupo injetado com Ax1CALacZ, ao passo que não foi detectada qualquer expressão nos grupos placebo e de controlo, o que permite inferir que a administração direta de genes na superfície articular da articulação temporomandibular utilizando o vetor de adenovírus é viável como método in vivo eficaz.[45]

Como um potente regulador da neovascularização expresso durante a ossificação endocondral do côndilo, foi demonstrado que o VEGF desempenha um papel importante no crescimento do côndilo mandibular. Com a utilização do vírus adeno-associado recombinante e do lentivírus, Rabie et al estabeleceram com sucesso um sistema de entrega de VEGF mediado pelo vírus adeno-associado recombinante (rAAV) e identificaram a distribuição do transgene na cartilagem condilar e um aumento significativo na expressão de marcadores condrogénicos e osteogénicos, fornecendo mais provas de que a transferência local do gene VEGF mediada pelo rAAV aumenta o tamanho do côndilo mandibular, levando ao crescimento do côndilo mandibular[46].Kaur et al[30] realizaram um estudo piloto para avaliar o possível efeito sinérgico do LIPUS e da injeção local de ADN plasmídeo não viral de bFGF (pDNA) no crescimento mandibular em ratos, uma vez que vários estudos demonstraram que o fator básico de crescimento de fibroblastos (bFGF) é um importante regulador do crescimento dos tecidos e que o ultrassom pulsado de baixa intensidade (LIPUS) tem um efeito estimulante no crescimento ósseo. Por fim, concluíram que o tratamento combinado de bFGF e LIPUS tem um efeito seletivo no crescimento do côndilo mandibular.

LIMITAÇÕES E DESAFIOS DA TERAPIA GÉNICA

Atualmente, a aplicação da terapia genética na prática clínica é limitada pelas suas preocupações em matéria de biossegurança.[47] A utilização de vectores virais para a transgénese ainda suscita dúvidas quanto à sua segurança a cem por cento e à ausência de efeitos secundários adversos. Em alguns casos raros, pode ocorrer uma resposta imunitária contra os vectores virais, ao passo que, noutros casos, a integração de um gene num local indesejado pode desencadear um oncogene que conduz à tumorigénese.[48] Mesmo após a entrega bem sucedida de um gene desejado, o novo gene tem de ser ativado e permanecer ativado. Como as células humanas têm o hábito de desligar os genes demasiado activos ou que apresentam um comportamento invulgar, isto constitui um desafio que faz com que a terapia genética tenha uma vida curta. Ainda outra limitação é a falta de conhecimento sobre as doenças ortodônticas a nível molecular (ADN). Apesar destes desafios e das questões de biossegurança, estão a surgir algumas histórias de sucesso promissoras de terapia genética no campo da medicina dentária. As investigações em curso no campo da terapia genética proporcionam um futuro otimista para o campo da medicina dentária, especialmente para a ortodontia de precisão. A aplicação da terapia génica na ortodontia acaba de ver o início de uma era de imenso potencial e possibilidade. É necessário efetuar investigações e ensaios clínicos exaustivos para garantir que a terapia genética possa finalmente ser utilizada com segurança em seres humanos.

PERSPECTIVAS FUTURAS

Os avanços na compreensão da base genética do desenvolvimento craniofacial e das variantes genéticas associadas às deformidades dentofaciais resultaram na integração da genética na ortodontia, o que levará a avanços significativos nos tratamentos ortodônticos. O conceito inicial de má oclusão de Classe III e Classe II div 2 foi pensado para ser governado fortemente por factores genéticos. No entanto, os grandes avanços na investigação descobriram que é algo multifatorial, envolvendo a interação de factores genéticos e epigenéticos a alguns níveis. Os estudos genómicos modernos sobre os mecanismos genéticos das variações faciais mostram sinais de sucesso futuro, ajudando a diagnosticar a gravidade da má oclusão, a escolher o momento adequado para o tratamento, a planear o tratamento adequado e a prevenir a ocorrência de recaídas. A ênfase atual na ortodontia de precisão estabelecerá uma base genómica moderna para grandes melhorias no tratamento da má oclusão e das deformidades dento-faciais, bem como de muitas outras áreas de interesse para os ortodontistas, através da avaliação das variantes genéticas numa base de doente a doente, conduzindo assim a um tratamento ortodôntico personalizado ou preciso.

É necessário realizar cada vez mais estudos de associação do genoma, do genoma completo e de sequenciação do exoma para compreender de que forma a interação entre a natureza (factores genéticos) e a educação (factores ambientais, incluindo o tratamento ortodôntico) afectam o tratamento e, assim, fornecer uma base de dados aos ortodontistas. Como nenhuma das bases de dados existentes contém dados dentofaciais abrangentes sobre as más oclusões, os estudos de correlação fenótipo-genótipo da má oclusão são de importância crucial. Os conhecimentos adquiridos com esses estudos ajudar-nos-ão a compreender os mecanismos responsáveis pela má oclusão humana e pelas anomalias craniofaciais. Os ortodontistas precisam de aprender mais sobre a genética e a genómica das condições relacionadas com a ortodontia, como interpretar estes dados e aplicá-los na prática.

CONCLUSÃO

A terapia genética foi introduzida na medicina dentária por

Baum et al. em 1995, relacionada com sete áreas que incluem

a reparação óssea, glândulas salivares, doenças auto-imunes,

dor, vacinas de ADN, queratinócitos e cancro. Este campo está

a ganhar destaque no ramo da ortodontia, uma vez que tem o

potencial de possibilitar a prevenção de muitas anomalias

dentofaciais pré-natais, congénitas e pós-natais induzidas

geneticamente.

Vários estudos em animais que foram iniciados para criar um

nicho principalmente relacionado com a ortodontia são: -

i) modulam o movimento dentário ortodôntico,

ii) aliviar a dor associada à mecanoterapia ortodôntica,

iii)melhorar a reparação e a regeneração óssea,

iv) melhorar a hipoplasia da face média, prevenindo a

craniossinostose sindrómica

v) modificar o crescimento condilar.

Os problemas significativos neste domínio, que limitam o

sucesso clínico, são os seguintes -

I. Resposta imunitária contra os vectores virais,

II. Integração de um gene numa localização indesejada que pode desencadear um oncogene que conduz à tumorigénese.

III. As células humanas têm o hábito de desligar os genes que estão demasiado activos ou que apresentam um comportamento invulgar, o que faz com que a terapia genética tenha uma vida curta.

IV. Falta de conhecimento dos componentes essenciais envolvidos no processo, ou seja, compreensão inadequada da biologia dos vírus, interações dos vectores recombinantes com diferentes tipos de células e conhecimento das doenças ortodônticas a nível molecular (ADN).

Uma base genómica moderna para grandes melhorias no tratamento da má oclusão e das deformidades dento-faciais através da avaliação das variantes genéticas numa base de doente a doente, conduzindo assim a um tratamento ortodôntico personalizado ou preciso, melhorando assim a qualidade do tratamento prestado ao doente. Em suma, a terapia genética é um caminho longo e acidentado a explorar. O desejo de passar de uma abordagem baseada no tratamento para uma abordagem baseada na prevenção, juntamente com as melhorias contínuas da tecnologia, conduzirá a muitas investigações avançadas futuras e a terapia génica acabará por se tornar um elemento básico da medicina do século XXI.

REFRÊNCIAS

1. Tatum EL. Molecular biology, nucleic acids, and the future of medicine (Biologia molecular, ácidos nucleicos e o futuro da medicina). Perspect Biol Med. 1966;10(1):19-32.

2. Lederberg J. DNA breakthrough points way to therapy by virus. WASHPOST. 1968;7(1):13.

3. Shapiro J, Machattie L, Eron L, Ihler G, Ippen K, Beckwith J. Isolamento de ADN puro do operão lac. Nature. 1969;224(5221):768-74.

4. Terheggen HG, Lowenthal A, Lavinha F, Colombo JP, Rogers S. Unsuccessful trial of gene replacement in arginase deficiency. Eur J Pediatr. 1975;119(2):1-3.

5. Anderson WF. 14 de setembro de 1990: o início. Hum Gene Ther. 1990;1(4):371-2.

6. Siddique N, Raza H, Ahmed S, Khurshid Z, Zafar MS. Terapia genética: Uma mudança de paradigma na medicina dentária. Genes. 2016;7(11):98.

7. Prabhakar AR, Paul JM, Basappa N. Gene therapy and its implications in dentistry (Terapia genética e suas implicações

na odontologia). Int J Clin Pediatr Dent. 2011;4(2):85.

8. Anderson WF. Human gene therapy: scientific and ethical considerations (Terapia genética humana: considerações científicas e éticas). J Med Philos. 1985;10(3):275-92.

9. Anderson WF. Perspectivas para a terapia genética humana. Science. 1984;226(4673):401-9.

10. Gupta K, Singh S, Garg KN. Terapia genética em medicina dentária: Tool of genetic engineering revisited (Ferramenta de engenharia genética revisitada). Arch Oral Biol. 2015;60(3):439-46.

11. Baum BJ, O'connell BC. O impacto da terapia genética na medicina dentária. J Am Dent Assoc.1995;126(2):179-89.

12. Carlson DS. Evolução dos conceitos de hereditariedade e genética em ortodontia. Am J Orthod Dentofacial Orthop. 2015;148(6):922-38.

13. Xue F, Wong RW, Rabie AB. Genes, genética e má oclusão de Classe III. Orthod Craniofac Res. 2010;13(2):69-74.

14. Cox TC. Taking it to the max: the genetic and developmental mechanisms coordinating midfacial morphogenesis and dysmorphology. Clin Genet.

2004;65(3):163-76.

15. Krishnan V, Davidovitch ZE. Cellular, molecular, and tissue-level reactions to orthodontic force. Am J Orthod Dentofacial Orthop. 2006;129(4):469-71.

16. Sharab LY, Morford LA, Dempsey J, Falcão AG, Mason A, Jacobson E et al. Factores de risco genéticos e relacionados com o tratamento associados à reabsorção radicular apical externa (EARR) concomitante com ortodontia. Orthod Craniofac Res. 2015;18(2):71-82.

17. Yamaguchi M. RANK/RANKL/OPG durante o movimento dentário ortodôntico. Orthod Craniofac Res. 2009;12(2):113-9.

18. Neela PK, Atteeri A, Mamillapalli PK, Sesham VM, Keesara S, Chandra J et al. Genetics of dentofacial and orthodontic abnormalities. Glob Med Genet. 2020;7(4):95-100.

19. Kanzaki H, Chiba M, Takahashi I, Haruyama N, Nishimura M, Mitani H. A transferência local do gene OPG para o tecido periodontal inibe a movimentação dentária ortodôntica. J Dent Res. 2004;83(12):920-5.

20. Kanzaki H, Chiba M, Arai K, Takahashi I, Haruyama N,

Nishimura M et al. A transferência local do gene RANKL para o tecido periodontal acelera o movimento dentário ortodôntico. Gene Ther. 2006;13(8):678-85.

21. Zhao N, Lin J, Kanzaki H, Ni J, Chen Z, Liang W et al. A transferência local do gene da osteoprotegerina inibe a recidiva do movimento dentário ortodôntico. Am J Orthod Dentofacial Orthop. 2012;141(1):30-40.

22. Dunn MD, Park CH, Kostenuik PJ, Kapila S, Giannobile WV. Local delivery of osteoprotegerin inhibits mechanically mediated bone modeling in orthodontic tooth movement. Bone. 2007;41(3):446-55.

23. Li C, Chung CJ, Hwang CJ, Lee KJ. A injeção local de RANKL facilita o movimento dentário e a remodelação do osso alveolar. Oral Dis. 2019;25(2):550-60.

24. Chang JH, Chen PJ, Arul MR, Dutra EH, Nanda R, Kumbar SG et al. Formulações injectáveis de libertação sustentada de RANKL para acelerar o movimento dentário ortodôntico. Eur J Orthod. 2020;42(3):317-25.

25. Iglesias LA, Moreno FAM, Yañez VR, Mendoza MA, Gonzalez M, Solano RE. O uso da terapia genética vs. cirurgia

de corticotomia na aceleração do movimento dentário ortodôntico. Orthod Craniofac Res. 2011;14(3):138-48.

26. Chen N, Sui BD, Hu CH, Cao J, Zheng CX, Hou R et al. microRNA-21 contribui para a movimentação dentária ortodôntica.J Dent Res.2016;95(12):1425-33.

27. Kaku M, Kohno S, Kawata T, Fujita T, Tokimasa C, Tsutsui K et al.Efeitos do fator de crescimento endotelial vascular na indução de osteoclastos durante o movimento dentário em ratos. J Dent Res. 2001;80(10):1880-3.

28. Kohno S, Kaku M, Tsutsui K, Motokawa M, Ohtani J, Tenjo K et al. Expressão do fator de crescimento endotelial vascular e os efeitos na remodelação óssea durante o movimento dentário experimental. J Dent Res. 2003;82(3):177-82.

29. Sakaguchi Y, Nishikawa K, Seno S, Matsuda H, Takayanagi H, Ishii M. Papéis de RNAs potenciadores na diferenciação de osteoclastos induzida por RANKL identificados por análise de expressão gênica em todo o genoma usando CRISPR / Cas9. Sci Rep. 2018;8(1):1.

30. Gunthorpe MJ, Chizh BA. Clinical development of TRPV1

antagonists: targeting a pivotal point in the pain pathway. Drug Discov Today. 2009;14(2):56-67.

31. Guo R, Zhou Y, Long H, Shan D, Wen J, Hu H et al. A terapia genética baseada no potencial recetor transiente Vanilloid 1 alivia a dor ortodôntica em ratos. Int J Oral Sci. 2019;11(1):11.

32. Leung RK, Whittaker PA. RNA interference: from gene silencing to gene-specific therapeutics. Pharmacol Ther. 2005;107(2):222-39.

33. Röhl T, Kurreck J. RNA interference in pain research (interferência do ARN na investigação da dor). J Neurochem.2006;99(2):371-80.

34. Luo J, Sun MH, Kang Q, Peng Y, Jiang W, Luu HH et al. Gene therapy for bone regeneration. Curr Gene Ther. 2005;5(2):167-79.

35. Kirker HCA. Potenciais aplicações e estratégias de distribuição de proteínas morfogenéticas ósseas. Adv Drug Deliv Rev. 2000;43(1):65-92.

36. Gazit D, Turgeman G, Kelley P, Wang E, Jalenak M,

Zilberman Y et al. Engineered pluripotent mesenchymal cells integrate and differentiate in regenerating bone: a novel cell-mediated gene therapy. J Gene Med. 1999;1(2):121-33.

37. Krebsbach PH, Gu K, Franceschi RT, Rutherford RB. Gene therapy- direted osteogenesis: Os fibroblastos humanos induzidos por BMP-7 formam osso in vivo. Hum Gene Ther. 2000;11(8):1201-10.

38. Ashinoff RL, Cetrulo JCL, Galiano RD, Dobryansky M, Bhatt KA, Ceradini DJ et al. Bone morphogenic protein-2 gene therapy for mandibular distraction osteogenesis. Ann Plast Surg. 2004;52(6):585-90.

39. Hu J, Qi MC, Zou SJ, Li JH, Luo E. Formação de calos reforçada pela terapia genética BMP-7 ex vivo durante a osteogénese de distração em ratos. J Orthop Res. 2007;25(2):241-51.

40. Wang E, Nam HK, Liu J, Hatch NE. Os efeitos da terapia genética da fosfatase alcalina não específica do tecido na craniossinostose e na morfologia craniofacial no modelo de rato FGFR2C342Y/+ da craniossinostose de Crouzon. Orthod Craniofac Res. 2015;18(1):196- 206.

41. Mian M, Ranjitkar S, Townsend GC, Anderson PJ. Alterações na morfologia mandibular associadas a mutações nos genes glypican 1 e glypican 3. Orthod Craniofac Res. 2017;20(3):183-7.

42. Shen K, Krakora SM, Cunningham M, Singh M, Wang X, Hu FZ et al. Tratamento médico da craniossinostose: o Noggin recombinante inibe o fecho da sutura coronal no modelo de craniossinostose do rato. Orthod Craniofac Res. 2009;12(3):254-62.

43. Shin HR, Bae HS, Kim BS, Yoon HI, Cho YD, Kim WJ et al. PIN1 é um novo alvo terapêutico da craniossinostose. Hum Mol Genet. 2018;27(22):3827-39.

44. Kim B, Shin H, Kim W, Kim H, Cho Y, Yoon H et al. A atenuação do PIN1 melhora a hipoplasia da face média num modelo de rato da síndrome de Apert. J Dent Res. 2020;99(2):223-32.

45. Kuboki T, Nakanishi T, Kanyama M, Sonoyama W, Fujisawa T, Kobayashi K et al. Diret adenovirus-mediated gene delivery to the temporomandibular joint in guinea-pigs. Arch Oral Biol. 1999;44(9):701-9.

46. Dai J, Rabie AB. Terapia genética para aumentar o crescimento condilar usando rAAV-VEGF. Angle Orthod. 2008;78(1):89-94.

47. Vandendriessche T, Collen D, Chuah MK. Biossegurança dos vectores onco-retrovirais. Curr Gene Ther. 2003;3(6):501-15.

48. Hacein BAS, Kalle VC, Schmidt M, McCormack MP, Wulffraat N, Leboulch PA et al. LMO2-associated clonal T cell proliferation in two patients after gene therapy for SCID-X1 (Proliferação de células T clonais associadas ao LMO2 em dois doentes após terapia genética para SCID-X1). Science. 2003;302(5644):415-9.

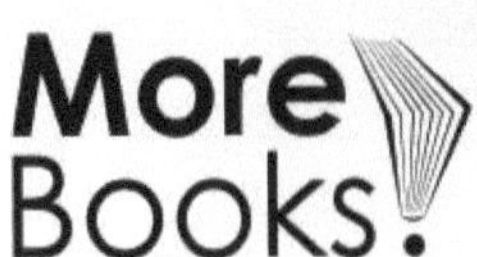

More
Books!

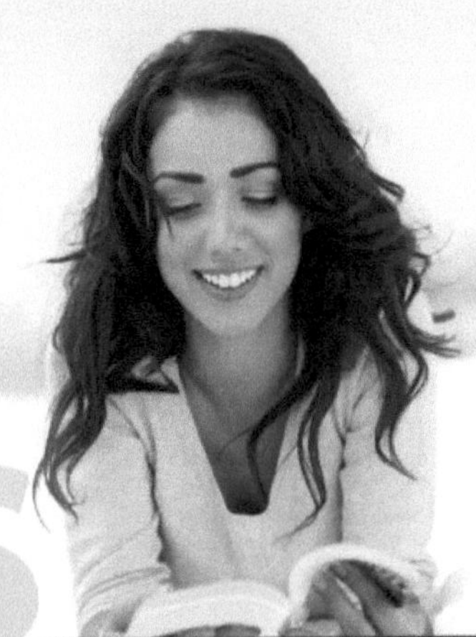

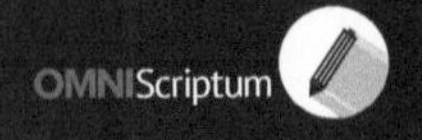

info@omniscriptum.com
www.omniscriptum.com
OMNIScriptum

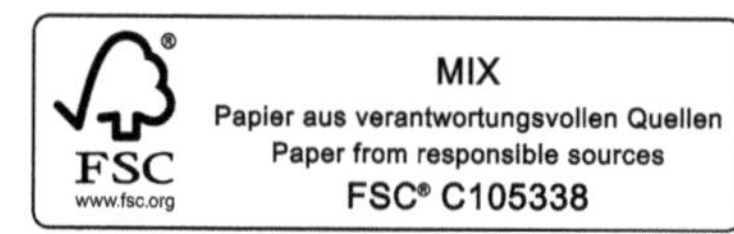

Printed by Books on Demand GmbH, Norderstedt / Germany